FERME

DE

MONTIGNY-LE-BRETONNEUX

(SEINE-ET-OISE)

EXPLOITÉE

PAR

ERNEST GILBERT

MÉMOIRE

POUR CONCOURIR A LA PRIME D'HONNEUR

QUI SERA DÉCERNÉE EN 1881

DANS LE DÉPARTEMENT DE SEINE-ET-OISE

VERSAILLES

IMPRIMERIE ET STÉRÉOTYPIE DE CERF ET FILS

59, RUE DUPLESSIS ET PLACE HOCHE, 13

1880

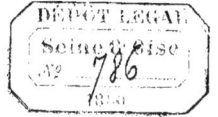

FERME

DE

MONTIGNY-LE-BRETONNEUX

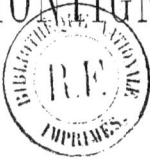

(SEINE-ET-OISE)

EXPLOITÉE

PAR

ERNEST GILBERT

MÉMOIRE

POUR CONCOURIR A LA PRIME D'HONNEUR

QUI SERA DÉCERNÉE EN 1881

DANS LE DÉPARTEMENT DE SEINE-ET-OISE

VERSAILLES

IMPRIMERIE ET STÉRÉOTYPIE DE CERF ET FILS

59, RUE DUPLESSIS ET PLACE HOCHE, 13

1880

AVANT-PROPOS

L'exploitation que j'ai l'honneur de soumettre à l'examen de la Commission chargée de décerner la prime d'honneur dans le département de Seine-et-Oise, en 1881, est à la fois agricole et industrielle.

Il y a vingt ans que je la fais valoir.

C'est à Wideville, près Crespières, et sous la direction de mon père, M. Victor Gilbert, praticien éclairé et progressif, que j'ai fait mon apprentissage agricole.

J'ai quitté la maison paternelle pour aller exploiter la ferme de Levéville, près Chartres, d'une contenance de 186 hectares, que mon beau-père et sa famille cultivaient depuis plusieurs générations ; après l'avoir exploitée pendant deux années, sur les conseils de mon père qui désirait me voir à la tête d'une ferme importante et voisine de Versailles ou de Paris, je suis venu me fixer à Montigny-le-Bretonneux.

Depuis longtemps, cette exploitation avait attiré notre attention par son étendue et sa proximité de Versailles ; elle était alors cultivée par M. Notta, l'un des agriculteurs les plus éclairés du département.

A cette époque, on se préoccupait déjà de la distillation de la betterave par le système Champonnois, mais bien faible était le nombre des fermes qui, sur le plateau de Trappes, avaient adopté cette industrie agricole. La qualité des terres de Montigny répondant aux exigences de la culture de la betterave, je n'ai pas hésité aussitôt mon entrée en ferme à adopter une semblable usine. Chaque année je constate le puissant concours que la distillerie agricole apporte à la culture des céréales et à l'engraissement du bétail.

Montigny-le-Bretonneux, le 26 Février 1880.

FERME

DE

MONTIGNY-LE-BRETONNEUX

(SEINE-ET-OISE).

La ferme de Montigny-le-Bretonneux, commune qui fait partie du plateau de Trappes, est éloignée de 2500 mètres environ de la station de Trappes, ligne de Bretagne, de 10 kilomètres de Versailles et de 28 de Paris.

Cette exploitation appartient à M. Notta, ancien cultivateur. Je l'exploite comme fermier depuis le 7 novembre 1860.

Cette ferme comprenait, en 1860, 280 hectares 70 ares, savoir :

Terres labourables......................	254 hect.	»
Bâtiments et jardins.....................	4	60
Prairies naturelles......................	12	»
Terres louées à divers...................	4	10
Bois taillis.............................	6	»
Total..................	280 hect.	70

Aujourd'hui elle s'étend sur 295 hectares par suite de l'addition de 15 hectares de terres arables.

Le prix de location est de...............................	38.563 fr.
Les impôts s'élèvent à...................................	6.035
Total..........................	44.598 fr.

soit par hectare :

Loyer.........................	130 fr.	75
Impôt.........................	20	25
Total..............	151 fr.	»

§ 1. — TERRAIN.

Les terres labourables de la ferme de Montigny renferment de nombreuses enclaves. Dans le but de rendre leur culture plus facile et plus économique, elles ont été réunies en 25 groupes de 10 à 12 hectares. Chaque groupe a une issue sur l'un des chemins vicinaux ou d'exploitation qui sillonnent le domaine. C'est exceptionnellement qu'on est forcé de passer sur des parcelles étrangères pour arriver à divers champs appartenant à quelques groupes.

Le domaine est traversé par le chemin de fer de Paris à Rennes et par les rigoles qui vont de l'étang de Saint-Quentin aux étangs de Saclay. Ces rigoles appartiennent à l'Etat, et, comme la voie ferrée, elles gênent beaucoup la culture à l'époque des labours, du transport des fumiers et des récoltes, en obligeant les attelages et les véhicules à faire de grands détours.

Les terres sont argilo-siliceuses. Leur profondeur n'excède pas ordinairement 0,25 ; le sous-sol de la partie comprise entre les bâtiments d'exploitation et le chemin de fer est argileux et imperméable jusqu'à 10 mètres de profondeur ; au-delà, on rencontre un sable aquifère d'une épaisseur indéterminée. Le sous-sol des terres, situées entre le chemin de fer et l'étang de Saint-Quentin, est perméable ; il s'y trouve à 8 mètres de profondeur environ un banc crayeux qui fournit une excellente marne. Cet engrais calcaire est exploité à l'aide de puits.

L'exploitation présente une légère pente sur le chemin de grande communication n° 36 de Trappes à Palaiseau et sur les rigoles des étangs, mais cette pente est trop faible pour permettre aux eaux de s'écouler et de ne pas rester stagnantes çà et là sur les terres labourables ; aussi, après les grandes pluies et la fonte des neiges, les eaux forment à la surface du sol des flaques d'eau plus ou moins étendues qui nuisent beaucoup dans certaines années aux céréales d'hiver et retardent considérablement la préparation des terres destinées aux cultures printanières ; dans les circonstances actuelles, il est presque impossible de remédier à ce défaut d'écoulement. Ce n'est que par le drainage qu'on arrivera à empêcher les eaux de séjourner sur le sol, bien qu'elles s'infiltrent lentement dans le sous-sol.

L'imperméabilité du sous-sol m'oblige à faire labourer en petites planches de 6 mètres de largeur, légèrement convexes et limitées de chaque côté par des dérayures bien nettoyées, toutes les terres destinées aux céréales d'hiver qui se trouvent situées entre le chemin de grande communication n° 36 et

PLAN

DE LA FERME DE MONTIGNY

à MONTIGNY LE BRETONNEUX,

Seine-et-Oise

1880

SIGNES CONVENTIONNELS

Terre labourable..............
Prés..............
Bois..............
Terre ajoutée à la Ferme (par Section)..............
Terre ajoutée par échange..............
Terre cédée par échange..............

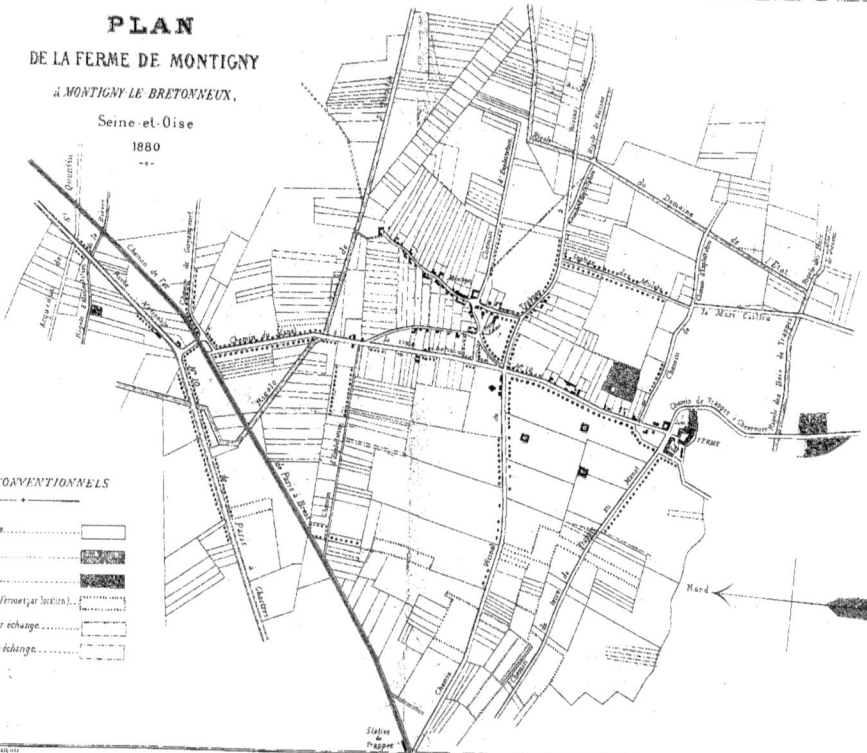

Nord

Station de Trappes

la forêt de Trappes ; le reste des terres est labouré en grandes planches ; dans les deux cas, on *évite toujours de travailler la terre par le mou,* c'est-à-dire quand elle est en partie saturée d'eau. En général, sauf immédiatement après les grandes pluies, les labours y sont faciles ; les labours d'hiver sont très favorables, parce que les terres sur lesquelles on les exécute s'émiettent très bien après les dégels ; du reste, les mottes sont naturellement assez friables et n'exigent pas ordinairement l'emploi de rouleaux d'une grande puissance.

L'humidité étant dans mes terres beaucoup plus nuisible que la sécheresse, et ayant l'inconvénient de disparaître toujours tardivement, il en résulte que les *blés, les luzernes,* etc., *sont presque toujours très lents à se développer au commencement du printemps ;* le plus ordinairement, il faut attendre la fin de mai pour pouvoir se prononcer sur l'avenir de ces cultures. Par suite des labours profonds que je fais exécuter depuis douze ans, j'ai peu à redouter les grandes sécheresses, je dirai même que les fortes chaleurs de l'été ont toujours pour avantage d'exciter la végétation des betteraves et de permettre à ces plantes de prendre souvent en quelques semaines un développement inattendu.

Les terres de Montigny ne se prennent en croûte, après avoir été ensemencées, que quand il survient en mai ou juin de fortes pluies battantes.

Les hersages et les roulages que l'on opère au printemps quand le temps le permet sont toujours très utiles aux blés d'hiver.

Les plantes indigènes par suite de l'extension qu'a pris la culture de la betterave sont peu abondantes ; les plus nuisibles et celles dont la destruction est la plus difficile, à cause de l'humidité du sol au printemps, sont le coquelicot et la *fromentine* ou vulpin des champs, pour les blés et la *sanve* ou moutarde sauvage pour les avoines.

Les terres limitent la forêt de Trappes sur une longueur d'un kilomètre environ, situation qui expose souvent les récoltes à être endommagées par le gibier.

§ 2. — BATIMENTS.

La ferme de Montigny comprend deux cours, un jardin clos de murs, et dans la commune, plusieurs bâtiments servant de grange à foin et de logement aux ouvriers mariés ; ces bâtiments faisaient partie de la petite ferme comprise dans ma location. La maison d'habitation, l'écurie et les bergeries appartenant à cette petite ferme ont été démolies en 1873, et les matériaux utilisés dans la construction d'une bouverie et d'un hangar à la grande ferme.

En 1860, la maison d'habitation, l'écurie, une bergerie, les granges avec la machine à battre, une tourelle colombier, les greniers à foin et à grain et les poulaillers étaient situés dans la première cour de la grande ferme ; la seconde cour renfermait le silo à pommes de terre, une bergerie, un hangar pour les équipages, un pressoir, un bûcher, une charronnerie, une forge, un poulailler et une mare.

Aussitôt mon entrée en ferme et avec l'autorisation de M. Notta, j'ai fait installer dans une des granges une *distillerie* système Champonnois ; puis, en 1862, j'ai converti la bergerie de la première cour en *bouverie*, fait disposer à côté sous un petit hangar cinq cases pour recevoir la pulpe sortant de la distillerie et l'y laisser égoutter avant de la donner aux animaux et fait établir dans la cour auprès de la bouverie une *auge-abreuvoir* en ciment, alimentée par la pompe de la distillerie ; enfin, j'ai fait construire sous la plate-forme à fumier une fosse à purin pouvant contenir 60 mètres cubes, en empêchant par un pavage spécial les eaux pluviales d'y arriver.

M. Notta a bien voulu m'accorder une allocation de 500 francs pour m'aider dans la pose des *gouttières* dont j'ai été obligé d'entourer tous les bâtiments et établir une *canalisation très profonde* à travers le sol de la cour pour amener toute l'eau provenant des gouttières à la mare, ma seule ressource pour alimenter d'eau la distillerie que j'installais.

En 1870, autorisé par M. Notta, j'ai fait démolir le colombier qui était isolé dans la cour et gênait la circulation des voitures ; les pierres provenant de cette tourelle ont été utilisées dans la construction d'une vaste *grange* recouverte d'une toiture reposant sur des arcs en plein cintre sans aucun point d'appui intérieur. Ce bâtiment a 45 mètres de longueur, 20 mètres de largeur dans œuvre et 11 mètres de hauteur sous le cintre ; les murs latéraux ont 7 mètres 33 de hauteur au-dessus du sol. Sa capacité est d'environ 8000 mètres cubes, et on peut y loger, selon les années, de 50,000 à 60,000 gerbes de blé de 9 à 10 kilogrammes.

Cette grange a coûté en *déboursés seulement* 25,000 francs ; sur cette somme M. Notta a mis à ma disposition 20,000 francs pour lesquels je lui paie un intérêt annuel de 4 0/0, ce qui augmente mon loyer de 800 francs par an.

En 1873, j'ai fait construire *un silo à pulpe*, dans la seconde cour de la grande ferme ; ce silo d'une longueur de 43 mètres, est recouvert par une couverture en paille, soutenue par une charpente simple et légère. Il comprend deux fosses séparées, dans le sens longitudinal, par un massif en pierres sur lequel repose un chemin de fer qui relie le silo à la distillerie et

PLAN
DES BATIMENTS
DE LA FERME DE MONTIGNY
à MONTIGNY-LE-BRETONNEUX,
Seine-et-Oise
1880

COUPE DE LA NOUVELLE GRANGE

Echelle de 0m.005 par Mètre

aux cases à pulpe ; cette petite voie ferrée a 257 mètres de longueur. *Chaque fosse* a, en moyenne, 2 m. 55 de largeur, 1 m. 50 de profondeur et cube 162 mètres. Le fond de chaque compartiment est carrelé en briques, légèrement incliné vers l'une des extrémités, ce qui permet à la vinasse qui s'écoule de la pulpe d'arriver dans un petit *puisard* où une pompe à chaîne l'élève pour la déverser dans un bassin situé en dehors du silo.

En 1874, j'ai fait construire une *seconde bouverie*, adossée à la première, d'une longueur de 43 mètres et pouvant contenir 32 bêtes bovines ; ce bâtiment a été édifié en partie avec des matériaux anciens, provenant de la démoliton de vieux bâtiments de la petite ferme et d'une somme de 500 francs prélevée avec l'autorisation de M. Notta, sur le budget annuel de l'entretien des bâtiments de la ferme. Cette bouverie, comme la première qui peut contenir 40 bœufs, est pavée, munie de mangeoires et toute l'urine des animaux s'écoule par des ruisseaux dans la fosse à purin.

En 1877, j'ai fait construire dans la seconde cour un *grand hangar* de 26 mètres de longueur avec de vieux matériaux provenant également de la démolition des bâtiments de la petite ferme, et un prélèvement sur les fonds du budget d'entretien de la ferme. Ce hangar abrite les instruments aratoires.

En 1879, *la bergerie* que j'avais créé à mes frais, en 1862, avec des poutres soutenues par des poteaux et recouverte par de la paille de colza, menaçant de s'écrouler et laissant s'infiltrer l'eau sur mes moutons, M. Notta a eu la générosité de mettre à ma disposition une somme de 12,000 francs pour faire reconstruire cette bergerie et la couvrir en ardoises ; ce bâtiment construit sur les mêmes dimensions que l'ancienne bergerie, peut contenir 500 bêtes à laine; il a 40 mètres de longueur sur 10^m 80 de largeur dans œuvre; il est divisé en 5 compartiments égaux, ayant tous accès sur la cour par une porte large de trois mètres et communiquant les uns aux autres avec l'ancienne bergerie, au moyen d'un passage intérieur large de 1^m 60 et fermé par une trappe. Cette disposition permet aux moutons de passer d'un compartiment dans l'autre, sans mettre les pieds dehors, en évitant le piétin. Cette bergerie forme le prolongement de l'ancien bâtiment.

Le hangar aux instruments, créé en 1877 sur une largeur de 13 mètres et qui se trouve en retour de cette bergerie, a été prolongé à mes frais en 1879 jusqu'à ce bâtiment; il forme maintenant un hangar de 39 mètres de longueur, et peut recevoir tous les instruments aratoires de l'exploitation.

Entre le silo à pulpe et le hangar aux instruments, j'ai fait creuser un bassin de 271 mètres carrés et de 0^m 80 de profondeur pour recevoir, outre la vinasse provenant du silo à pulpe, les eaux sales de la distillerie et les urines des bouveries qui y sont envoyées à l'aide d'une pompe spéciale commandée par la machine à vapeur ; sa capacité (216 mètres cubes) permet d'emmagasiner ces divers liquides pendant trente jours environ, afin de ne diriger ces eaux sur la partie du terrain à arroser que lorsque le temps est propice (Voir page 19 *Fertilisation*).

En entrant dans la cour principale, on voit aujourd'hui à droite, la maison d'habitation, les remises dominées par les greniers à grain, le pressoir, les poulaillers et une grange à foin ; à gauche l'écurie, les deux bouveries, les cases à pulpe et les deux granges. Au fond et en face la porte d'entrée de la ferme se trouvent la distillerie, le magasin aux flegmes et la machine à vapeur. La fosse à purin est située sous la plate-forme aux fumiers ; l'auge dans laquelle viennent boire les bœufs est isolée entre le chemin bordant le tas de fumier et la distillerie.

Dans la seconde cour qui est très vaste et close par un mur, on voit à droite deux hangars pour les équipages et le magasin aux engrais, la charronnerie et le bûcher ; à la suite, la bergerie ancienne et la bergerie nouvelle ; en retour, le hangar aux instruments aratoires, le bassin aux eaux sales et le silo à pulpe ; à gauche la forge et le travail à ferrer les bœufs, la mare, un grand hangar pour les voitures, le silo à pommes de terre et le dépôt de charbon.

Tous ces bâtiments (voir le plan) constituent un ensemble satisfaisant : mais il est à regretter qu'ils soient situés à l'une des extrémités du domaine.

En résumé, j'ai fait construire, en :

1861. La fosse à purin, la plate-forme aux fumiers, et les gouttières aux bâtiments ;
1862. La bergerie qui a été remplacée par une nouvelle ;
1862 La première bouverie ;
1870. La grande grange ;
1873. Le silo à pulpe ;
1874. La deuxième bouverie ;
1875. Le bâtiment de la machine à vapeur ;
1877. Le hangar aux instruments ;
1879. La grande bergerie.

Toutes ces constructions m'ont occasionné une dépense totale de 30,000 francs environ, non compris les dépenses relatives à l'installation de la distillerie.

§ 3. — ENTRÉE EN FERME.

C'est le 7 novembre 1860 que j'ai succédé à M. Notta, propriétaire exploitant le domaine.

A cette époque, les terres de la ferme étaient occupées par les récoltes
ci-après :

Blé d'hiver	58 hect.	70
Vesce et seigle	12	»
Colza d'hiver	24	»
Total	94 hect.	70

Ces cultures avaient été semées ou plantées par M. Notta.
L'assolement adopté était combiné ainsi :

Première sole :	Pomme de terre.
	Colza.
	Betteraves.
	Fourrages verts.
Deuxième sole :	Blé d'hiver.
Troisième sole :	Avoine de printemps.

La *luzerne située en dehors de la rotation* occupait 50 hectares ; les
prairies naturelles avaient une superficie de 12 hectares 40.

Pendant l'hiver qui suivit ma prise de possession, je fis labourer profon-
dément et fumer fortement la troisième sole destinée à la culture de la betterave à sucre.

Au commencement de juin 1861, la ferme possédait les cultures suivantes :

Betteraves	33 hect.	»
Froment d'hiver	72	50
Seigle	6	»
Avoine de printemps	65	26
Colza	22	»
Pommes de terre	1	03
Luzerne	54	10
Prairies naturelles	12	»
Total	265 hect.	89

A mon arrivée à Montigny, j'avais pris à ma charge, le matériel, le bétail, les denrées en magasin et les récoltes en terre, le tout pour la somme de 205,000 francs.

§ 4. — MAIN-D'ŒUVRE.

La commune de Montigny appartient au plateau de Trappes qui est peu peuplé.

Cette commune possède 330 habitants qui, pour la plupart, sont de petits cultivateurs ou des journaliers propriétaires. Elle ne fournit à la ferme qu'un très petit nombre de travailleurs à l'époque des grands travaux.

Des ouvriers bretons et normands complètent la main-d'œuvre qui m'est nécessaire. Ces ouvriers retournent dans leurs pays quand les travaux sont terminés.

Durant la belle saison, ils exécutent les binages et la rentrée des betteraves, la fenaison et la moisson. Pendant l'hiver ceux qui restent opèrent le battage des céréales, le chargement et l'épandage des fumiers, le curage des bergeries, le chargement des betteraves traitées dans la distillerie.

Bien peu de travaux sont faits à la journée.

Les tâcherons et les journaliers occupés pendant l'hiver en dehors de ceux exigés par la distillerie, sont au nombre de 10.

A. Fenaison. — Les luzernes sont coupées à l'aide de la *faux* et de la *faucheuse mécanique*. Ce sont des tâcherons normands qui, accompagnés de quelques femmes de la commune, exécutent ce travail. Ils reçoivent par 1000 bottes de foin les salaires ci-après :

Fauchage, fanage et mise en meules temporaires....	45 fr.
Bottelage à trois liens.... ....·....	20
Bottelage à un lien............................	12 fr. 50

Je leur retiens 18 francs par chaque hectare que je fais couper avec ma faucheuse.

Un homme fauche par jour de 30 à 40 ares de luzerne quand cette plante n'est pas trop versée.

B. Moisson. — La moisson est faite à la *faux* par les ouvriers du pays et les tâcherons normands, à *la grande faucille* ou volant par les tâcherons bretons et à la *moissonneuse Samuelson* quand il y a insuffisance de bras.

La récolte du froment (coupe, liage et mise en moyettes liées et debout) est payée par hectare de 35 à 45 francs selon les années, c'est-à-dire suivant que le blé est fort ou faible, droit ou versé.

Le prix de la moisson de l'avoine varie selon les mêmes circonstances, de 24 à 30 francs.

Un ouvrier moissonne ordinairement par jour de 30 à 40 ares.

Une gerbe de froment ou d'avoine pèse en moyenne de 9 à 10 kilog.

C. Battage des céréales. — Le battage des céréales est exécuté à la tâche à l'aide des machines à battre que possède l'exploitation. Je donne aux ouvriers par hectolitre les prix ci-après : froment réglé à 80 kilog. 0 fr. 50 à 0 fr. 80 ; avoine réglée à 50 kilog., 0 fr. 22 à 0 fr. 30. Pour ces prix les ouvriers doivent botteler la paille en bottes marchandes de 5 kil. 500 et transporter la menue paille dans les greniers.

D. Binage des Betteraves. — Les binages dans les betteraves sont faits principalement par les ouvriers bretons. Ces façons sont payées par hectare comme suit :

Premier binage......................	10 fr.
Deuxième binage et éclaircissage................	30
Troisième binage.............................	15

La superficie qu'un ouvrier peut biner en une journée varie selon l'état physique du sol et son degré de propreté. Au second binage, il n'agit pas en moyenne sur plus de 12 à 13 ares, parce qu'il est très utile que les betteraves soient éclaircies régulièrement ou bien placées.

E. Arrachage des Betteraves. — L'arrachage des betteraves a été fait à la main jusqu'en 1878. Pendant l'automne 1879 j'ai introduit à Montigny une *arracheuse* que j'ai achetée à M. Cartier, de Nassandres (Eure), qui en est le dépositaire ; cet appareil a très bien fonctionné ; c'est par son concours que j'ai pu terminer l'arrachage de ces racines avant l'arrivée des premières gelées qui ont été précoces en automne 1879.

J'accorde par hectare aux tâcherons de 36 à 38 francs pour arracher, effeuiller, mettre en petits tas et couvrir de feuilles ; mais j'espère avec l'emploi de l'arracheuse abaisser ce prix à 30 francs.

Le chargement et la mise en silo revient à 0 fr. 25. Une équipe de 5 hommes (3 au chargement et 2 au silo) peut par journée de 10 heures, charger et mettre en silo 70 à 80 mètres cubes de betteraves.

F. Plantation et récolte du colza. — La plantation du colza se fait au grand plantoir à main; elle est payée aujourd'hui beaucoup plus cher qu'autrefois; elle revient maintenant à 36 fr. par hectare.

La coupe est payée   25   —

Le battage coûte à l'hectolitre   2   —

Ces dépenses élevées et le peu de rendement du colza depuis plusieurs années rendent cette culture peu lucrative.

G. Salaires des journaliers. — Les hommes qui exécutent des travaux à la journée reçoivent par jour en hiver 2 fr. 25, au printemps 2 fr. 50 et en été 3 fr. Je donne aux femmes, au printemps, 1 fr. 25, pendant la moisson 2 fr. et, en automne, 1 fr. 50 à 1 fr. 75. Ces ouvriers reçoivent, en outre, du bouillon deux fois par jour et du cidre à discrétion.

§ 5. — ATTELAGES.

Le 7 novembre 1860, époque de mon entrée en ferme, il y avait sur l'exploitation :

18 chevaux ou 6 charrues,

plus   2 chevaux hongres pour le service de l'exploitant.

Ce nombre de chevaux représentait une charrue pour 43 hectares. Autrefois, dans les environs de Paris on comptait, en moyenne, 3 chevaux ou une charrue pour 40 hectares.

Au 1er juillet 1879, la ferme de Montigny possédait :

12 chevaux de travail.

2 chevaux de service.

40 bœufs de travail.

L'extension qu'ont pris et la culture de la betterave et la multiplicité des transports que nécessite la distillerie, m'ont forcé de doubler le nombre de mes attelages.

Les labours à blé sont exécutés avec des charrues traînées par 2 bœufs ou 2 chevaux. Ces labours sont aussi superficiels que possible.

Les labours d'hiver pour les céréales de printemps exigent 4 bœufs ou 3 chevaux; ils ont généralement 0,20 à 0,22 de profondeur.

Les labours de défoncement sont exécutés sur les terres destinées aux betteraves; ils exigent 6 bœufs et ont de 0,28 à 0,30 de profondeur.

Une charrue laboure par jour en moyenne les surfaces suivantes :

Labours à blé............................. 60 ares.
Labours d'hiver.......................... 45 à 50 ares.
Labours profonds........................ 35 à 40 ares.

Voici le travail exécuté dans une journée par les autres instruments :

Herse à 5 parties traînée par 4 bœufs................. 4 hectares.
Rouleau ayant 2 mèt. 30 de longueur...........,........ 4 —
Houe à cheval binant 3 intervalles................... 5 —
Faucheuse suivant l'état de la luzerne de.............. 1 hect. 50 à 3 hect.
Moissonneuse suivant l'état de la récolte de... .... 1 hect. 50 à 3 hect.
Semoir Smith à 16 tubes, blé...................... 4 hectares.
    —   à 5 tubes pour betteraves.............. 5 —

Mes voitures ne peuvent transporter à Versailles ou à Paris que 500 à 600 bottes de paille ou de foin, parce que la hauteur de la charge est limitée par les dimensions de la grande porte de la ferme et du pont du chemin de fer de Paris à Chartres.

Chaque voiture ramène de Versailles à la ferme, de 8 à 9 mètres cubes de fumier pesant, en moyenne, de 400 à 500 kilogrammes chaque.

§ 6. — AGENTS DE L'EXPLOITATION.

Les *charretiers* et les *bouviers* ne sont pas nourris par l'exploitation, mais on leur trempe la soupe deux fois par jour et on leur donne du cidre à discrétion. Ce cidre est fabriqué sur le domaine. Ces agents reçoivent, en moyenne, 80 fr. par mois. Le *berger* n'est pas nourri ; je lui donne en plus de son logement 110 fr. par mois et une gratification de 0 fr. 10 par mouton livré à la boucherie; la nourriture de ses chiens est à sa charge ; pendant les mois de l'hiver, je lui donne un aide que je paie 2 fr. 50 par jour et un cheval attelé à un petit tombereau pour transporter aux bergeries les pulpes après qu'on y a mêlé de la menue paille.

Le *jardinier* est payé 1,000 fr. par an ; il doit tenir le jardin en bon état, approvisionner la cuisine des légumes dont elle a besoin ; en outre, il doit exécuter le curage des raies d'écoulement que je fais ouvrir sur les terres aussitôt qu'elles sont ensemencées, arracher les arbres à cidre morts et les remplacer par d'autres que je fournis. Ces derniers travaux lui procurent un supplément de traitement de 100 fr. par an.

Les agents de la ferme sont en grande partie célibataires. Mes bouviers sont des jeunes gens que je fais venir du département de la Loire-Inférieure où je vais acheter les bœufs de travail dont j'ai besoin ; je leur rembourse leurs frais de voyage après un an de séjour sur l'exploitation.

J'ai reçu pendant l'existence de la ferme-école de Grand-Jouan, plusieurs jeunes gens qui y avaient fait leur apprentissage et dont j'ai toujours été très satisfait.

Un *homme de cour* est chargé de préparer les rations des animaux, de recevoir et livrer les marchandises, et de ranger les instruments et les outils. Enfin, un homme et sa femme font la cuisine du personnel et de l'exploitant et soignent les animaux de la basse-cour, et un domestique est chargé du pansage et de la nourriture des chevaux de service, de l'entretien des voitures et harnais, et de faire les courses à la gare de Trappes.

Un *contre-maître chef de culture* me seconde dans la surveillance des travaux et me remplace quand je suis absent.

Tous ces divers agents sont logés dans les bâtiments et dépendances de la ferme ; ils reçoivent gratuitement les secours médicaux et sont assurés, sans aucune rétribution de leur part, contre les accidents graves qu'ils peuvent éprouver pendant leur travail.

Du 1er novembre au 1er juillet les 12 chevaux sont conduits par trois charretiers ; mais au moment des grands travaux je dédouble les attelages de labour et je fais conduire ceux-ci momentanément par des journaliers intelligents.

Les bœufs sont conduits par 6 bouviers ; mais du 1er juillet au 1er novembre, le nombre des bœufs de travail s'élevant à 54, je fais diriger ces nouveaux attelages par des hommes ou des apprentis payés à la journée ; pendant une grande partie de l'année, deux hommes sont chargés du service des bœufs de travail et d'engrais.

§ 7. — CAPITAL D'EXPLOITATION.

Le capital engagé dans la culture de la ferme de Montigny a augmenté dans une large proportion depuis 1861. A cette époque, il s'élevait à 137,633 fr., savoir :

Bétail...................................	26.981 fr.
Mobilier.................................	41.378
Denrées en magasin.......................	10.939
Avances aux cultures.....................	58.385
Total....................	137.683 fr.

Au 1er juillet 1879 il atteignait 224,614 fr., savoir :

```
Bétail.................................     51.982 fr.
Mobilier...............................     77.022
Denrées en magasin......................      7.648
Avances aux cultures....................     87.962
                    Total..................    224.614 fr.
```

Dans ces sommes, ne sont pas compris la valeur des objets mobiliers de l'habitation et les avances exigées par le loyer des terres, les impôts et les assurances.

Si l'on répartit ces sommes sur les terres labourables qui comprenaient, en 1861, 270 hectares et qui s'étendent aujourd'hui sur 280 hectares, on trouve que le *capital engagé* s'élevait par hectare, en :

```
1861 à................. ........    510 fr.
1879 à .........................    802
```

Voici quelle a été la progression des capitaux engagés sur l'exploitation :

ANNÉES.	BÉTAIL.	MOBILIER.	DENRÉES en magasin.	AVANCES aux cultures.	CONSTRUC-TION faites par le fermier.	TOTAUX.
PREMIÈRE PÉRIODE.						
1861...........	26.981	41.378	10.939	58.385	»	137.633
1862...........	26.806	46.239	13.330	65.956	»	152.331
1863...........	35.273	46.637	16.220	72.000	6.000	176.130
1864....... ...	35.222	42.197	16.144	83.875	8.000	185.438
1865...........	30.116	47.252	21.620	71.416	8.000	178.404
1866...........	37.605	46.217	17.236	72.681	8.000	181.789
1867...........	37.550	45.125	13.320	77.066	8.500	181.468
Moyennes ..	32.800	45.006	15.544	71.625	7.700	170.469
DEUXIÈME PÉRIODE.						
1868...........	43.727	46.650	17.669	77.820	8.500	194.371
1869...........	30.960	44.628	12.224	78.658	8.000	166.470
1870...........	27.993	59.667	33.669	67.774	7.000	196.103
1871...........	31.688	54.067	16.205	56.546	5.000	163.506
1872...........	34.613	56.886	22.819	74.739	4.000	193.057
1873...........	40.572	57.428	18.682	80.200	3.000	199.902
Moyennes ..	34.925	53.221	20.511	72.623	5.916	185.568

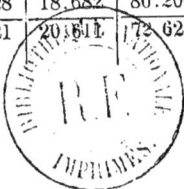

2

ANNÉES.	BÉTAIL.	MOBILIER.	DENRÉES en magasin.	AVANCES aux cultures.	CONSTRUC-TION faites par le fermier.	TOTAUX.
TROISIÈME PÉRIODE.						
1874..........	46.508	68.830	13.259	91.468	4.000	222.065
1875..........	51.826	70.397	13.501	95.990	3.500	235.214
1876..........	51.939	76.879	12.126	87.550	3.500	230.994
1877..........	45.275	77.209	23.379	87.588	3.500	236.951
1878..........	53.274	75.005	10.063	82.862	3.500	224.710
1879..........	51.982	77.122	7.648	87.962	3.500	224.614
Moyennes...	50.117	74.240	13.329	88.737	3.416	229.091

L'inventaire est fait chaque année le 30 juin; à cette époque la plupart des denrées ont été livrées à la vente; il en est de même des animaux destinés à la boucherie.

Des faits qui précèdent, il résulte que les capitaux engagés par hectare, pendant les trois périodes, ont varié comme il suit :

	1re PÉRIODE.	2e PÉRIODE.	3e PÉRIODE.
Bétail..........	124 fr.	129 fr.	185 fr.
Mobilier........	170	197	275
Denrées en maga-sin..........	58	76	49
Avances aux cul-tures........	270	269	328
Totaux...;	622 fr.	671 fr.	837 fr.

Le chiffre du mobilier est très élevé; mais il comprend à la fois le mobilier propre à la culture et le mobilier de la distillerie. Voici comment il se divise :

	MOBILIER AGRICOLE.	MOBILIER INDUSTRIEL.

PREMIÈRE PÉRIODE.

	MOBILIER AGRICOLE.	MOBILIER INDUSTRIEL.
1861	14.528 fr.	26.850 fr.
1862	17.359	28.880
1863	19.162	27 475
1864	19.022	23.175
1865	20.727	26.525
1866	22.137	24.680
1867	22.865	22.865
Moyennes	19.400	25.778

DEUXIÈME PÉRIODE.

1868	24.015	22.640
1869	24.303	20.325
1870	29.392	30.275
1871	21.467	32.600
1872	25.501	31.385
1873	27.033	30 395
Moyennes	25.585	27.936

TROISIÈME PÉRIODE.

1874	29.830	39.000
1875	31.397	39.000
1876	30.759	46.120
1877	32.184	45.025
1878	32.450	42.555
1879	36.632	40.390
Moyennes	32.225	42.015

Ces diverses sommes réparties par hectare donnent les nombres ci-après :

	1re PÉRIODE.	2e PÉRIODE.	3e PÉRIODE.
Mobilier agricole..	73	94	119
Mobilier industriel	97	103	156
Totaux.....	170	197	275

Le mobilier agricole ainsi que le mobilier de la distillerie, subissent chaque année une dépréciation représentant leur usure.

L'augmentation de valeur de ces deux mobiliers a pour cause l'acquisition de nouveaux instruments aratoires et des améliorations importantes apportées dans la distillerie.

Le compte des avances aux cultures a augmenté de 15 pour 0/0 depuis 1861. Cet accroissement est dû principalement à l'extension donnée à la culture de la betterave.

§ 8. — INSTRUMENTS ET MACHINES AGRICOLES.

Les instruments aratoires se composent de *charrues système Pluchet*, de *charrues brabant doubles et simples* avec rasettes, d'une charrue fouilleuse, de *herses rectangulaires* du pays, de *herses articulées*, d'*extirpateurs*, de *houes à cheval*, pouvant biner 3 lignes à la fois, de *rouleaux* unis et dentelés en fonte, de *semoirs* pour les engrais, les céréales et les betteraves, d'une *faucheuse*, d'un *râteau à cheval*, d'une *moissonneuse* et d'une arracheuse de betteraves.

Il existe dans les bâtiments de la ferme, des bascules pour les grains et le bétail, un *hache-paille*, des *tarares*, un *trieur Pernolet*, un système de *nettoyage complet pour le blé et l'avoine*, un *cylindre pour la menue paille*, un *concasseur de tourteau*, un *pressoir portatif* circulaire avec une râpe, un *moulin américain*.

Les transports se font à l'aide de *guimbardes*, *de carrioles*, de *voitures à timon*, de *tombereaux* ordinaires et à timon et de *tombereaux chariots*.

Les instruments et machines agricoles perfectionnés ont été introduits sur l'exploitation à mesure que les besoins de la culture le demandaient.

Voici les dates de leur achat :

1863. Charrues doubles brabant de Delahaye.
1870-1872.   —   —   avec rasettes.
1868-1870. Houe à cheval de Delahaye.
1862. Herses articulées de Howard.
1862. Rouleaux en fonte unis et dentelés.
1868. Semoir à grains de Smith.
1872. Semoir à engrais de Smith.
1875. Moissonneuse Samuelson.
1875. Pressoir mobile et sa râpe.

1875. Appareils pour nettoyer le blé et l'avoine.
1875. Hache-maïs à grand travail.
1870. Machine à battre mobile.
1877. Moulin américain pour moudre le grain pour le bétail.
1878. Faucheuse Wood.
1879. Arracheuse de betteraves.

Ces divers instruments et machines ont été inscrits sur les livres de caisse et aux inventaires à mesure de leur acquisition.

Les transports des fourrages et des grains se font avec les grandes voitures à deux roues attelées de quatre chevaux. Ces véhicules ont 5 m. 30 de longueur de charge ; ils servent aussi, comme je l'ai dit, à ramener du fumier des casernes de Versailles et à la rentrée de la moisson.

Le transport des fumiers de la ferme aux champs ainsi que celui des betteraves, se fait avec des tombereaux à deux et à quatre roues ; chaque véhicule est traîné par deux paires de bœufs ou trois chevaux : tous les tombereaux à deux roues sont munis d'une limonière qui permet d'y atteler les chevaux quand cela est nécessaire.

§ 9. — FERTILISATION.

La ferme de Montigny étant peu éloignée de Versailles et de Paris, deux centres importants dans lesquels on consomme de grandes quantités de paille et de foin et où l'on peut se procurer assez facilement du fumier de cavalerie, j'ai reconnu dès mon début qu'il était avantageux de vendre toutes les pailles de blé, comme le faisait mon prédécesseur et de ne conserver pour l'empaillement des écuries, bouveries et bergeries, que les pailles d'avoine, de colza et celle de blé qui n'est pas marchande.

Depuis dix ans je livre chaque année au commerce en moyenne :

60,000 bottes de paille de froment ou 300,000 kil.
20,000 bottes de luzerne ou 100,000 kil.

Je remplace ces denrées par 280 à 300 voitures de fumier de cavalerie pesant chacune de 4000 à 5000 kilog. ; c'est donc 1,000,000 à 1,200,000 kilog. de fumier que j'importe annuellement sur l'exploitation ; de plus, j'achète chaque année pour 17,000 à 18,000 francs d'engrais commerciaux : superphosphate de chaux, sulfate d'ammoniaque et nitrate de soude, etc.

Fumiers. — Les fumiers provenant des écuries, des bouveries et des bergeries ainsi que ceux que mes voitures ramènent de Versailles, sont réunis et bien mélangés sur une plate-forme imperméable ; le purin qui en découle arrive dans la citerne qui reçoit, en outre, toutes les vinasses de la distillerie ; c'est avec ces liquides mélangés que je fais arroser mes fumiers quand cela est nécessaire. L'excédant de cet engrais liquide peut être élevé à l'aide d'une pompe et dirigé au moyen d'une conduite souterraine dans le bassin situé près du silo à pulpe, et, de là, sur les terres labourables.

Le prix des fumiers de grosse cavalerie a été payé pendant longtemps de 11 à 14 centimes par cheval et par jour ; en 1879, par suite de l'abaissement du prix des fourrages, ce prix a descendu à 7 centimes ; les 150 à 200 chevaux pour lesquels je suis adjudicataire, me fournissent en moyenne cinq voitures de fumier par semaine.

Mes fumiers ne sont jamais conduits directement dans les champs, soit à leur sortie des bâtiments, soit lorsqu'ils arrivent de Versailles ; je les applique à raison de 70 à 80 mètres cubes par hectare sur la sole qui est destinée aux betteraves. Le mois de septembre à Montigny est l'époque la plus favorable pour opérer leur transport.

Le chargement dans les bergeries du fumier qui doit être conduit sur la plate-forme est payé 0,20 centimes le mètre cube y compris son épandage sur le tas.

Je donne aux tâcherons qui chargent le fumier ayant séjourné sur la plate-forme 8 francs par hectare et 6 francs pour son épandage dans le champ.

Parcage. — Chaque année je fais parquer mon troupeau aussitôt qu'un champ a été dépouillé de sa récolte, c'est-à-dire depuis la fin de juillet jusque dans les premiers jours de novembre.

Chaque tête n'occupe dans le parc qu'un mètre carré ; je ne désire pas avoir un fort parcage. Afin que ce moyen de fertilisation ne nuise pas à la récolte et surtout à la qualité saccharifère de la betterave, je complète cette opération par l'addition d'un peu de fumier et d'un mélange de plâtre et de superphosphate de chaux.

Le berger fait deux parcages de nuit et un de jour ; chaque bête à laine pesant en moyenne 45 kilogrammes poids vif, parque donc 3 mètres carrés en 24 heures ; lorsque le troupeau comprend 400 têtes, il parque un hectare en neuf ou dix jours ; la superficie chaque année fertilisée par ce moyen, varie entre dix et onze hectares.

Le parcage n'a lieu que sur des terres labourées, hersées et roulées ; les déjections sont enfouies aussitôt que le parc est arrivé à l'extrémité d'un rayage.

Engrais chimiques. — J'emploie, comme je l'ai dit précédemment, les engrais chimiques comme engrais complémentaires des fumiers appliqués pour les betteraves, sauf sur les terres qui ont porté deux années avant une luzernière.

Sur les terres qui ont reçu par hectare de 45 à 50 mille kilogrammes de fumier, je fais répandre un mélange composé comme il suit :

Sulfate d'ammoniaque...................	150 à 200 kilogr.
Nitrate de soude....................	100 à 150 —
Plâtre et superphosphate de chaux......	500 kilogr.

Quelquefois je remplace le mélange de plâtre et de superphosphate par du plâtre pur, ce qui me procure une économie de 45 francs par hectare. J'ai constaté dans deux expériences successives, que sur mon sol ce dernier mélange me donnait des betteraves aussi productives et un peu plus riches en sucre.

Les terres qui ont porté deux années avant une luzernière ne reçoivent, en outre du fumier, qu'un mélange de plâtre et de superphosphate pour les betteraves.

Je paie à l'usine à gaz de Paris le sulfate d ammoniaque 48 francs les 100 kilogrammes, le nitrate de soude, 35 à 40 francs et le superphosphate 10 à 11 francs à l'usine de Saint-Gobain ; les frais de transport sont à ma charge.

J'applique aussi ordinairement pour les blés d'automne et les avoines de printemps, des engrais complémentaires qui varient suivant les années et surtout selon l'époque à laquelle les semailles ont été faites.

Marnage. — Deux années après mon entrée en ferme, j'ai commencé à faire extraire de la marne. J'ai dit que cet engrais calcaire existait sous les terres labourables, situées entre la route nationale de Paris à Brest et l'étang de Saint-Quentin ; cette marne est très riche en carbonate de chaux ; on l'extrait à l'aide de puits ayant 8 à 10 mètres de profondeur et son extraction coûte 1 fr. 20 le mètre cube ; j'en fais répandre de 30 à 35 mètres cubes par hectare ; la marnière se trouvant, en moyenne, à deux kilomètres des champs sur lesquels cet engrais calcaire est utile, le marnage d'un hectare revient à 100 francs environ.

Il me reste à marner 40 hectares de terre ; j'ai en ce moment 700 mètres cubes de marne qui depuis deux ans n'ont pu être conduits à destination à cause de l'humidité ; lorsque cette marne aura été appliquée, j'aurai marné toute l'étendue de la ferme moins les 20 hectares qui entourent la marnière et qui contiennent suffisamment de carbonate de chaux.

Compost. — Tous les ans je fais mélanger les vases provenant du bassin qui reçoit les eaux du laveur de betteraves et les boues ramassées dans les cours, avec de la poussière de chaux que j'importe de la sucrerie de Chavenay.

Le compost que je forme ainsi présente un volume de 400 mètres environ, il est employé comme complément des fumures destinées aux betteraves sur les terres les moins fertiles qui avoisinent les bois.

Engrais liquide. — L'écoulement des vinasses et des eaux de lavage est impossible par suite de la configuration topographique de la ferme : j'ai dit que les bâtiments étaient situés sur le point le plus élevé du plateau, qui est sillonné par les rigoles de l'Etat et qu'ils étaient assez voisins d'une mare qui sert d'abreuvoir au village et d'une pièce d'eau appartenant à une propriété voisine.

En présence de ces obstacles, j'ai dû chercher le moyen le plus pratique pour utiliser les eaux sortant de la distillerie et ne pas me créer des difficultés avec mes voisins. J'y suis parvenu en faisant creuser un bassin dans la seconde cour de la ferme, destiné à recevoir à la fois toutes les eaux de la distillerie, du silo à pulpes et de la fosse à purin. La capacité de ce bassin permet de concentrer ces eaux pendant un mois environ et de choisir un temps propice pour les diriger sur la portion de terrain préparée à cet effet; le fonds du bassin étant un peu plus élevé que le champ sur lequel les eaux doivent être utilisées, l'écoulement se fait très facilement ; une vanne permet à volonté d'ouvrir ou de fermer la conduite de vidange qui est en poterie.

La distribution dans le champ se fait à l'aide de sillons ouverts presque perpendiculairement à la pente du terrain et espacés les uns des autres de 0,80 : ces sillons sont traversés par des rigoles d'alimentation distantes de 7 mètres environ les unes des autres et dirigées parallèlement à la ligne de la plus grande pente ; un homme suffit pour diriger l'eau à peu près uniformément dans chaque sillon.

La surface qui peut être ainsi arrosée est de 10 hectares, mais je n'en irrigue que le tiers tous les ans, parce que cette surface suffit pour absorber la masse de liquide dont j'ai à me débarrasser ; chaque hectare reçoit environ 450 mètres cubes de ce liquide. Voici comment se succède les cultures sur le terrain qui a été ainsi fertilisé :

Première année : Carottes et maïs fourrage.
Deuxième année : Betteraves.
Troisième année : Maïs fourrage.

Je n'ajoute comme engrais supplémentaire que du plâtre et du superphosphate.

§ 10. — OPÉRATIONS CULTURALES.

Je n'ai pu exécuter du drainage, mais j'ai fait assainir plusieurs mares situées dans divers champs au moyen de drains conduisant l'eau dans 4 puisards ou *boitouts* et d'autres en les remblayant avec des terres rapportées.

Les puisards ont environ 12 mètres de profondeur et 1 mètre de diamètre ; ils descendent jusqu'à la couche de sable et sont remplis avec des éclats de pavés.

Ce n'est que depuis trois ans que la nécessité du drainage s'est fait sentir sur la ferme de Montigny. Jusque-là l'humidité n'était abondante que sur quelques parties de l'exploitation et je pouvais combattre ses fâcheux effets en disposant le sol en petites planches de 6 mètres de largeur et en ayant bien soin de faire ouvrir des raies d'écoulement. Depuis trois années la persistance des pluies m'a permis de reconnaitre que le drainage pouvait être utilement exécuté sur une superficie ayant au moins 100 hectares.

Labours. — Les *labours superficiels* sont exécutés avec les charrues système Pluchet, ayant un versoir que j'ai jugé utile de modifier ; ces charrues sont traînées par deux bœufs ou deux chevaux.

Les labours d'hiver sont faits avec les charrues doubles Brabant et simples, munies de rasettes qui servent à détacher l'herbe qui se trouve quelquefois à la surface du sol, pour la jeter ensuite dans le fonds de la raie.

Les *labours profonds* se font avec de fortes charrues doubles Brabant de Delahaye.

Tous les labours se font à plat, excepté sur la partie de la ferme comprise entre le chemin de grande communication n° 36 et la forêt de Trappes, dont l'étendue est de 100 hectares environ. Les céréales cultivées sur cette partie occupent des planches de 6 mètres de largeur.

Les labours d'hiver, si utiles aux avoines et aux betteraves, ont pour complément au printemps, le travail de l'extirpateur, de la herse et du rouleau.

Labourage à vapeur. — En 1879, l'humidité de l'hiver et du printemps m'ayant empêché de faire exécuter en temps utile les labours pour avoine et betteraves, j'ai pris en location l'appareil de labourage à vapeur système Debains. J'ai pu avec cet appareil labourer 2 hectares par jour à une profondeur moyenne de 0,25 à 0,28, au prix de 30 francs l'hectare à forfait.

Cette année la persistance de l'hiver exceptionnel que nous avons subit, ayant encore empêché de faire les labours d'hiver, je me suis empressé de traiter avec M. Debains pour lui louer un de ses appareils qui a fonctionné du 5 mars au 15 avril au prix de 40 francs par chaque hectare labouré de 0,25 à 0,26 de profondeur.

Ensemencements. — Les blés d'hiver sont semés à l'aide du semoir Smith muni de 16 tubes, les lignes sont espacées les unes des autres de 0,15 ; le semoir répand de 200 à 250 litres de semence par hectare ; le blé a été préalablement sulfaté.

L'époque la plus favorable pour les semailles de blé d'hiver est du 15 octobre au 10 novembre ; après cette dernière date les grains restent souvent longtemps en terre avant de lever et sont exposés à être dévorés par les corbeaux.

Les avoines sont aussi semées à volonté en lignes et à la volée avec le même semoir ; on répand de 200 à 250 litres de semence par hectare.

Les betteraves sont semées avec un semoir spécial ; les lignes sont espacées de 0,48, et on répand 20 kilogrammes de graines par hectare.

Le colza est semé en pépinière vers le 25 juillet sur une terre bien divisée, parquée et fumée ; on le repique à la fin de septembre sur une terre ayant reçu deux labours et une fumure ; les lignes sont écartées de 0,60 et les plants sur les lignes de 0,20 à 0,25.

Le graine de luzerne est semée sur des blés de printemps à raison de 25 à 30 kilogrammes l'hectare.

Le sainfoin est semé sur des avoines de printemps à raison de 3 hectolitres de graine de sainfoin double et 3 kilogrammes de minette par hectare.

Le maïs-fourrage emploie 150 litres de graine par hectare.

Soins culturaux. — Au printemps, quand le temps le permet, je fais

donner un coup de herse sur les terres qui ont été emblavées en *blé d'hiver* l'automne précédent; la herse suit la direction des lignes ; quelques jours
plus tard, je fais passer le rouleau pour faciliter le tallement des plantes.

Je ne puis songer à faire biner cette céréale, d'abord, à cause de la cherté
et de la rareté de la main-d'œuvre, ensuite parce que très souvent l'humidité du sol s'y oppose.

Je fais aussi herser et rouler par un beau temps les avoines de printemps
quand elles ont deux ou trois feuilles.

Aussitôt qu'on peut distinguer les lignes formées par les betteraves, je
fais exécuter le premier binage ; le second est donné quand les betteraves
sont assez fortes pour être éclaircies ; le troisième est exécuté en juillet, il
complète le travail des houes à cheval que je fais fonctionner le plus souvent possible pour empêcher les mauvaises herbes de se développer et la
terre de se prendre en croûte sous l'action simultanée du soleil et de la pluie.

Récoltes. — J'ai indiqué en parlant de la main-d'œuvre, comment étaient
exécutées la fenaison et la moisson.

Conservation des produits. — La capacité de la vaste grange que
j'ai fait construire en 1870 me permet de mettre à l'abri de l'humidité atmosphérique une grande partie des gerbes de blé que je récolte ; celles qui
ne peuvent y être logées sont mises en meules dans les champs.

Je regrette d'être forcé de faire des meules parce que l'observation m'a
prouvé que le blé ainsi conservé perd de ses qualités ; cette dépréciation
peut s'évaluer à plus d'un franc par hectolitre. La grange prévient des
pertes inévitables de grain et elle m'économise des frais de couverture
de meules qui compensent les 800 fr. d'intérêt que je paie annuellement pour
sa construction.

Les gerbes d'avoine sont emmagasinées en partie dans la petite grange at-
tenante à la distillerie et dans l'ancienne grange à blé ; ces deux bâtiments ont
accès sur le plancher de la machine à battre fixe que j'ai établie sur l'emplace-
ment de l'ancien manège dont se servait M. Notta. Cette batteuse est
mise en mouvement par la machine à vapeur de la distillerie au moyen
d'un arbre de transmission.

Les betteraves récoltées sur les champs les plus voisins de la ferme sont
conduites directement dans la grande cour près de la distillerie et mises
en tas ayant 2 mètres de hauteur; à l'approche des gelées, ce tas est
recouvert de paille et de fumier de bergerie.

Les betteraves provenant des champs éloignés de la ferme sont mises en silos à proximité des bons chemins ; ces silos ont six mètres de largeur à leur base, 4 mètres à leur partie supérieure et 1 m. 50 de hauteur ; leurs côtés sont garantis de la gelée par une couche de paille, puis par une couche de terre ayant 0,40 d'épaisseur ; quand le temps se met au froid, on couvre leur partie supérieure avec de la paille et du fumier de bergerie ; ces couvertures suffisent pour préserver les betteraves des gelées très intenses, ainsi que j'ai pu le constater une fois de plus pendant l'hiver dernier.

Battage des céréales. — Le battage du blé est fait à l'aide d'une machine à battre mobile située dans la nouvelle grange et commandée par un arbre de transmission portant une poulie dans chaque travée. Avec cette disposition on fait avancer la machine à battre à mesure que le battage s'exécute ; l'arbre de transmission est mis en mouvement par la machine à vapeur de la distillerie au moyen d'un câble en fil de fer.

Cette machine à battre mobile a été construite en 1870 d'après mes plans par un ancien ouvrier mécanicien de M. Loriot ; elle diffère des autres machines par la suppression des mouvements de va et vient qui nécessitent des dépenses d'entretien très fréquentes à cause de leur usure ; le secouage de la paille est fait par deux arbres superposés munis de cames qui secouent la paille alternativement à la sortie du batteur ; la grille du tarare est remplacée par deux cylindres qui séparent le grain de la menue paille sous l'action du ventilateur qui occupe toute la largeur de la machine.

Cinq hommes suffisent pour desservir la machine à battre. Cette machine peut battre par jour 700 à 750 gerbes de blé qui produisent 650 à 700 bottes de paille pesant chacune 5 kilog. 250.

Lorsque la paille de blé n'est pas livrée à la vente à mesure du battage, on l'entasse dans l'espace vide qui contenait les gerbes battues.

La menue paille est portée dans un grenier situé au-dessus du laveur à betteraves pour être mélangée à la pulpe.

Le grain est transporté dans les greniers à grain ; on le nettoie à l'aide du *cribleur Josse* ou du *tarare aspirateur américain*. Ces divers appareils sont mis en mouvement par la machine à vapeur de la distillerie au moyen d'un arbre de transmission commandé par un câble en fil de fer ; un homme suffit pour ce service ; on peut nettoyer 5 hectolitres de blé à l'heure.

Le blé de semence est nettoyé, en outre, avec le *trieur* système *Marot*.

Le battage de l'avoine est fait à l'aide de la machine fixe, construite à peu près d'après le système de la machine mobile ; le grain est transporté dans les greniers et nettoyé au moyen d'un tarare ventilateur muni d'un cylindre et mis en mouvement par la même transmission que les nettoyages à blé ;

après avoir été tararée, elle arrive dans l'étage inférieur pour être livrée selon les besoins soit à la consommation, soit à la vente.

La paille d'avoine pendant l'hiver est consommée à mesure du battage ; après la vente des animaux d'engraissement, elle est emmagasinée dans les greniers qui dominent les bergeries pour être utilisée comme litière.

§ 11. — ASSOLEMENT.

J'ai dit que les terres de la ferme de Montigny étant très divisées et renfermant de nombreuses enclaves, j'avais dû les réunir en 25 groupes de 10 à 12 hectares.

L'assolement que j'ai adopté est triennal, mais il ne comporte pas de jachères ; il comprend les soles suivantes :

Première année : plantes sarclées.

Deuxième année : blé d'automne.

Troisième année : avoine de printemps.

La luzerne occupe une sole située en dehors de la rotation.

Dans les terres de qualité inférieure qui occupent sept groupes, la betterave ne revient sur le même champ que tous les 6 ans. Je remplace cette racine par des fourrages verts, sainfoin, trèfle, vesce, etc.

J'ai constaté que les betteraves cultivées dans les terres secondaires étaient bien plus exposées à souffrir de la maladie que dans les autres terrains, lorsque la sécheresse, pendant le mois d'août, les arrête momentanément dans leur végétation.

Voici les superficies que les cultures épuisantes ont occupées depuis 1871 :

	BLÉ.	SEIGLE.	AVOINE.	COLZA.	TOTAUX.
A. — CÉRÉALES ET OLÉAGINEUSES.					
1871..................	80.25	7.96	54.34	»	142.55
1872..................	78	7.81	68.70	6.45	160.96
1873..................	84.91	7.26	59.60	10.70	162.47
1874..................	84.10	6.31	51.26	6.51	148.18
1875..................	88.69	7.65	57	»	153.34
1876..................	86.12	6.61	68.90	»	161.63
1877..................	89.85	7.04	56.45	3.50	156.84
1878..................	79.80	10.74	66.26	4.21	161.01
1879..................	81.11	»	73.95	5.43	160.49
Moyennes........	83.64	7.69	61.86	6.13	156.38

	BETTERAVES	POMMES DE TERRE.	LUZERNE ET PRAIRIES	TRÈFLE ET MAÏS.	TOTAUX.
B. — PLANTES FOURRAGÈRES.					
1871....................	54	1.13	67.16	15.17	127.46
1872....................	56.20	4.43	47.03	1.37	109.06
1873....................	63.78	1.80	37.75	4.22	107.55
1874....................	72.50	0.47	46.35	3	122.32
1875....................	72.25	0.74	38.55	5.14	116.68
1876....................	71	0.89	33.40	3.11	108.40
1877....................	72	0.57	37.58	3.03	113.18
1878....................	68	1.06	31.07	8.84	108.97
1879....................	69.38	3.61	37.40	3.61	114
Moyennes........	66.56	1.62	41.81	4.16	114.18

La ferme possède, en outre, une prairie naturelle de 1 hectare 30 ares qui, le plus ordinairement, est pâturée par les moutons.

Les deux tableaux qui précèdent se résument de la manière suivante :

	CÉRÉALES.	PLANTES FOURRAGÈRES.	TOTAUX.
1871............	142.55	127.46	270
1872............	160.96	109.06	270.02
1873............	162.47	107.55	270.02
1874............	148.18	122.32	270.40
1775............	153.34	116.68	270.02
1876............	161.63	108.40	270.03
1877............	156.84	113.18	270.02
1878............	161.01	108.97	269.98
1879............	160.49	114.10	274.49

La surface occupée chaque année par les plantes fourragères est moins grande que celle que couvrent les plantes céréales et oléagineuses; mais j'arrive avec les ressources dont je dispose à fumer chaque année la solde des betteraves à raison de 45 à 50 mille kilogrammes.

Voici comment je parviens à posséder les 3,000,000 de kilogrammes de fumier qui me sont nécessaires pour opérer une telle fumure :

Chaque année, en moyenne, je dispose du fumier produit par :

     5,110 journées de chevaux.
   20,800 journées de bœufs.
 130,000 journées de moutons.

En outre, j'achète à Versailles de 1,000,000 à 1,200,000 kilogrammes de fumier de cavalerie, et de 130,000 à 140,000 kilogrammes de guano, poudrette, etc.

Il est vrai que je vends annuellement 300,000 kilogrammes de paille, mais les 350,000 kilog. qui restent sur l'exploitation, joints aux 2 millions de kilogrammes de pulpe dont je dispose en moyenne, chaque année, me permettent de fabriquer une masse énorme de fumiers de bonne qualité.

La paille vendable et celle qui reste sur l'exploitation représentent une production moyenne par hectare s'élevant à 4,000 kilogrammes.

Voici les quantités d'engrais commerciaux que j'ai importés à Montigny de 1871 à 1879 :

Tourteaux...........................	151.325 kilogr.
Guano..............................	93.203
Poudrette..........................	112.550
Phosphate et superphosphate de chaux...	378.926
Sulfate d'ammoniaque................	44.584
Nitrate de soude....................	19.500
Engrais organique...................	41.000
Sang desséché......................	15.000
Défécations........................	232.000
Plâtre ou sulfate de chaux............	120.000
Total.................	1.207.088 kilogr.

Pendant la même période, j'ai amené de Versailles 2,502 voitures de fumier de cavalerie et 2,038 mètres cubes de gadoues ou boues de villes fermentées.

Toutes ces matières fertilisantes ont occasionné une dépense totale de 251,456 francs, soit en moyenne par année 27,949 francs.

§ 12. — PLANTES CULTIVÉES SUR L'EXPLOITATION.

Blé d'hiver. — Je cultive de préférence les blés anglais à paille blanche et à paille rouge, le blé blanc de M. Pilat et la variété appelée blé de Bordeaux.

Les trois premières variétés sont cultivées en mélange dans les proportions suivantes :

Blé à paille blanche.....................	2/5
Blé à paille rouge.....................	2/5
Blé blanc de Pilat.....................	1/5

Le blé de Bordeaux est cultivé seul, mais sur une petite superficie.

Je renouvelle mes semences en achetant chaque année quelques hectolitres importés directement d'Angleterre ; ces blés cultivés isolément me fournissent la semence dont j'ai besoin l'année suivante.

Depuis que j'ai introduit à Montigny la culture en lignes, mes blés se dégarnissent moins pendant l'hiver et sont moins sujets à la verse.

Les blés qui suivent les betteraves pour lesquelles j'applique les fumiers, reçoivent par hectare, comme engrais complémentaire, ou 300 kilog. de tourteau d'arachide appliqués en automne ou 200 kilog. de guano répandus au printemps.

Blé de mars. — Je cultive le blé de mars sur les terres qui ont porté des betteraves et qui doivent être ensemencées en luzerne; le mélange que je fais semer comprend 2/3 de blé de Saumur et 1/3 de blé de Chiddam de printemps.

Avoine. — Je cultive l'avoine grise de Houdan et l'avoine noire de Beauce. Cette dernière variété a le défaut de s'égrener facilement à la maturité. Je sème ces céréales de printemps aussitôt que le temps le permet, c'est-à-dire du 25 février à la fin de mars.

J'applique pour l'avoine, quand elle suit un blé d'hiver, 200 kilog. de guano par hectare ; celle qui vient sur un défrichement de luzerne ne reçoit pas d'engrais.

Colza. — Pendant les premières années qui suivirent mon entrée en ferme et avant que la culture de la betterave ait pris l'extension que je lui accorde aujourd'hui, je cultivais le colza sur une assez grande surface. A cette époque cette plante produisait souvent 20 et même 23 quintaux métriques de graine par hectare et la vente de celle-ci se faisait à des prix rémunérateurs.

L'extension donnée à la culture de la betterave et la mauvaise réussite de cette plante oléagineuse depuis plusieurs années m'ont forcé à ne la cultiver que sur 4 à 5 hectares chaque année; cette superficie est suffisante pour occuper mes tâcherons dans l'intervalle de la fenaison et de la moisson, et me fournir de bons sous-traits pour les granges et les meules.

Je crains bien que la rareté des bras m'oblige à abandonner complètement cette culture.

Betterave. — La betterave à sucre occupe, chaque année, le quart des terres labourables de ma culture.

Les terres destinées à cette plante sont fertilisées avec du fumier, qui est enterré pour la majeure partie pendant le mois de septembre par un labour léger suivi d'un hersage ; pendant l'hiver on les laboure de nouveau jusqu'à 0, 28 ou 0, 30 de profondeur.

Chaque année j'achète, par l'intermédiaire d'un négociant, 100 kilog. de graine de betterave d'Allemagne ayant été cultivée une fois seulement en France ; je sème cette graine acclimatée à part et à l'époque de l'arrachage, je choisis les racines les mieux faites pour les utiliser comme porte-graines ; ces betteraves sont conservées avec soin dans un silo et plantées en mars quand les gelées ne sont plus à craindre. Au mois d'août quand la plupart des graines sont mûres, on coupe les tiges à la faucille, on les réunit en petites javelles qu'on dresse sur le sol en forme de faisceaux ; quand elles sont bien sèches on les bat sur place comme le colza.

Luzerne. — La luzerne, comme je viens de le dire, est toujours semée sur une terre occupée par un blé de printemps et qui a été marnée depuis deux ans ; quoique située sur des terres bien préparées et convenablement fertilisées, la luzerne, depuis plusieurs années, n'est plus suffisamment productive au delà de 3 à 4 ans ; dès la 3e année l'herbe s'empare du sol et étouffe en partie la luzerne, c'est pourquoi j'ai pris le parti de ne conserver mes luzernières que trois années. Les faux dégels dans les années humides et, deux années sur trois, les vers blancs sont très nuisibles aux luzernières. La quantité d'eau dont est saturé notre sol à la fin de l'hiver ne permet pas de songer habituellement à les herser.

Les terres en luzerne sont défrichées pendant l'hiver à l'aide de la charrue double Brabant munie d'une rasette et ensemencées en avoine de printemps qui donne toujours des récoltes très abondantes ; la deuxième année, je sème encore de l'avoine qui vient presque aussi forte que la précédente ou je remplace cette céréale par du colza ou des betteraves.

La terre, la troisième année, est fumée et porte une betterave, cette dernière plante est suivie par un blé d'hiver pour lequel je n'applique aucun engrais ; j'ai constaté à Montigny que les blés qui souffraient le moins de *l'altération brune* dite *maladie du pied*, étaient ceux qui étaient le moins éloignés d'un défriche de luzerne.

J'ajoute à la graine de luzerne un kilog. de minette ou lupuline.

Sainfoin. — Le sainfoin est semé dans une avoine de printemps sur les terres de qualité inférieure qui ne portent des betteraves que tous les 6 ans ; cette plante fourragère est donnée en vert aux bœufs de travail et aux

3

moutons. Après avoir été pâturée par le troupeau au mois de septembre, le champ est retourné par un labour et ensemencé en octobre en blé. Ce blé reçoit 300 à 400 kilog. de tourteau par hectare.

J'ai dit que j'ajoutais à la graine de sainfoin 3 kilog. de graine de lupuline.

Maïs-fourrage. — Le maïs-fourrage que je cultive sur les terres arrosées avec les eaux de la distillerie est semé en lignes espacées de 0,40 après un labour profond ; je cultive de préférence le maïs gros jaune et de maïs blanc des Landes ; j'ai abandonné le maïs d'Amérique parce qu'il ne réussit pas très bien sur les terres que j'irrigue.

Les semis se font successivement depuis le commencement de mai jusque dans les premiers jours de juillet ; quand la température est favorable à cette plante, je commence à récolter ce fourrage vert dans les premiers jours d'août ; avant de le donner aux animaux domestiques, je le fais couper en petits fragments à l'aide d'un hache-paille à grand travail et mélanger ensuite avec de la menue paille.

Aussitôt que le maïs est levé on donne un binage à la main et plus tard un binage à la houe à cheval ; ces deux façons suffisent ordinairement pour maintenir le sol propre et meuble.

§ 13. — RENDEMENT DES CULTURES.

Le rendement des plantes cultivées à Montigny depuis que j'exploite ce domaine a augmenté de période en période à mesure que les labours profonds et les fumures ont élevé la richesse initiale des terres.

Voici le rendement des principales plantes constaté par les livres auxiliaires.

	FROMENT.	BETTERAVES.	ALCOOL PAR HECTARE.
	hectolitres.	kilogrammes.	hectolitres.
PREMIÈRE PÉRIODE.			
1861............	20	35.000	17.48
1862............	30.40	50.750	21.64
1863............	31.50	33.000	11.76
1864............	32.50	36.100	15.50
1865............	34.90	50.000	26
1866............	25.40	54.300	20.19
1867............	21.26	43.850	18.17
Moyennes ...	27.99	43.285	18.68

	FROMENT.	AVOINE.	BETTERAVES.	ALCOOL.
	hectolitres.	hectolitres.	kilogrammes.	hectolitres.

DEUXIÈME PÉRIODE.

	FROMENT.	AVOINE.	BETTERAVES.	ALCOOL.
1868	31.38	57.25	54.400	18.60
1869	33.70	60.32	35.100	16.44
1870	23	(1) Invasion.	32.300	16.16
1871	30	48.30	46.200	21.19
1872	35.38	60	51.800	24.07
1873	24.26	48.55	37.500	17.15
Moyenne	29.62	54.88	42.900	18.93

TROISIÈME PÉRIODE.

	FROMENT.	AVOINE.	BETTERAVES.	ALCOOL.
1874	37.69	47.50	60.500	28.75
1875	34	42.80	62.200	25.30
1876	30.44	50	33.200	11.80
1877	27.50	34.60	50.000	25.55
1878	17.79	24.75	43.200	18.63
1879	24	51	40.000	19.50
Moyenne	28.57	41.77	48.000	21.50

(1) Année de l'invasion pendant laquelle le rendement n'a pu être constaté.

Il est nécessaire, pour bien se rendre compte des récoltes pendant ces trois périodes, de rappeler :

1° Que le blé d'hiver a été en grande partie versé avant l'épiage en 1866, 1867 et 1877, qu'il a été gelé en 1861 et 1871 et remplacé par du blé de printemps et qu'il a été fortement grêlé en 1878 ;

2° Que l'avoine a été fortement rouillée en 1867, qu'elle a été versée en 1877 et grêlée en 1878 ;

3° Que les betteraves sont attaquées *tous les trois ans par les vers blancs* qui causent souvent de grands ravages et qu'elles ont été fortement endommagées par la grêle tombée le 23 juin 1878.

Les vers blancs ont causé d'importants dégâts dans les betteraves en 1861, 1864, 1867, 1870, 1873, 1876 et 1879 ; la sécheresse a été aussi très nuisible en 1876.

Si je défalquais les mauvaises années précitées on trouverait comme récoltes normales les moyennes ci-après :

	BLÉ.	AVOINE.	BETTERAVES.	ALCOOL.
	hect.	hect.	hect.	hect.
1re période.......	32.40	»	51 500	22.21
2e période........	32.43	54.88	50.800	21.28
3e période........	32.71	46.76	57.500	23.14

Les dégâts causés par la grêle, en 1878, ont été évalués pour les *céréales seulement* à 37,000 *francs* qui m'ont été payés par la Compagnie *la Versaillaise*.

Voici quelles ont été les quantités moyennes annuelles de blé livré à la vente de 1861 à 1878 :

> 1re période : 2.291 hectolitres valant 43.901 francs.
> 2e période : 2.374 hectolitres valant 56.683
> 3e période : 2.534 hectolitres valant 59.283

La quantité totale de blé livrée à la vente de 1861 à 1878 s'est élevée à 42,958 hectolitres, ayant une valeur de 946,818 francs.

§ 14. — BÉTAIL.

L'exploitation de Montigny possède des animaux de travail et des animaux de rente.

Les premiers se composent de chevaux et de bœufs et les seconds de bœufs et de moutons soumis aux effets de l'engraissement.

A. — ANIMAUX DE TRAVAIL.

Chevaux. — J'achète dans le département d'Eure-et-Loir les chevaux dont j'ai besoin ; ces animaux sont des percherons entiers âgés de cinq à six ans sans distinction de couleur ; je les revends quand ils sont presque hors de service.

Les chevaux ont en moyenne 1 m. 60 à 1 m. 65 de hauteur, pèsent environ 650 kilogrammes poids vif et coûtent maintenant de 1500 à 2000 fr. suivant leur taille et leur aptitude.

Depuis quelques années, j'ai réduit le nombre de mes chevaux de trait pour augmenter celui des bœufs ; je ne possède maintenant que douze chevaux de trait, dont huit servent principalement au transport des fourrages sur Paris et deux chevaux pour mon service personnel.

Chaque animal reçoit la ration journalière suivante :

Avoine non aplatie............................	9 kilogr.
Foin de luzerne............................	5 kil. 500
Son..	1 500

Cette ration est divisée en trois repas ; les *chevaux de route* reçoivent comme supplément à chaque voyage deux kilogrammes d'avoine.

Pendant l'hiver, je remplace le son par quatre à cinq kilogrammes de carottes.

Mes chevaux ne mangent jamais de fourrage vert ; mon prédécesseur, M. Notta, ayant toujours constaté l'efficacité du régime sec, je l'ai continué et n'ai jamais eu d'animaux ayant des maladies sérieuses, sauf quelquefois des coliques ou des pleurésies occasionnées ordinairement par l'arrêt, sur la route, des attelages couverts de sueur à la porte des marchands de vins.

L'écurie est spacieuse et satisfait à toutes les conditions d'une bonne hygiène ; les animaux y sont disposés sur un seul rang et séparés deux par deux au moyen de stalles que j'ai fait installer à mes frais.

Bœufs. — L'extension prise par la culture de la betterave m'a forcé d'augmenter le nombre de mes bœufs de travail.

De 1862 à 1870, je n'ai eu que 18 à 24 bœufs ; depuis 1871 leur nombre a toujours été en augmentant. Aujourd'hui je possède pendant toute l'année 36 bœufs de trait.

Tous les ans, vers la fin de juillet, je vais dans les foires de la Vendée et du pays Nantais acheter 16 à 18 bœufs destinés à la rentrée des betteraves ; quand ces transports sont terminés, je choisis ceux qui ont le plus d'aptitude pour la marche et le travail et j'engraisse les autres.

Je ne garde jamais un bœuf au-delà de deux ans ; ceux que j'achète ont de quatre à cinq ans ; au début de mon exploitation une paire de bœufs pesant 1200 à 1300 kilogrammes poids vif me coûtait de 800 à 900 fr., aujourd'hui pour avoir les mêmes animaux, je suis obligé de les payer de 1300 à 1400 francs.

Chaque bœuf de travail reçoit comme ration journalière 80 à 90 kilog. de pulpe additionnée de menue paille ou de mauvais foin haché, quand la première fait défaut, et 3 kilogr. de foin de luzerne.

B. — ANIMAUX DE RENTE.

Bœufs à l'engrais. — Chaque année j'engraisse 16 à 18 bœufs de travail réformés et 8 à 10 bœufs ou vaches achetés spécialement pour cette spéculation.

Ces animaux reçoivent par tête et par jour :

Pulpe additionnée de menue paille..........	80 à 90 kilogr.
Foin de luzerne........................	3 kilogr.
Tourteau de 1 à 3 kilogr................	1 à 3 kilogr.

L'engraissement dure environ 150 jours ; chaque ration journalière revient en moyenne à 1 fr. 40.

Les bœufs, au moment où ils sont livrés à la consommation, pèsent en moyenne de 750 à 800 kilog. poids vif.

Moutons à l'engrais. — Ne spéculant pas sur l'élevage des bêtes à laine, j'achète tous les moutons que j'engraisse.

Voici comment je procède :

Au mois de mars et avril j'achète dans le Nivernais 300 moutons de 15 mois environ. Ces animaux, dès leur arrivée à Montigny, pâturent sur les gazons qui bordent les rigoles de l'Etat dont je suis locataire. Pendant les mois d'août et de septembre et à mesure que les terres sont dépouillées de leur récolte, j'achète dans les foires de la Beauce 400 à 500 moutons ; ces animaux pâturent sur les chaumes, mangent les feuilles de betteraves et les regains.

Tous les moutons qui ont pâturé sur l'exploitation pendant l'été rentrent en bon état à la bergerie vers le 15 novembre. On leur donne alors de la pulpe additionnée de menue paille pour achever leur engraissement ; chaque tête du poids moyen de 50 kilog., poids vif, en consomme par jour de 11 à 12 kilog. ; les plus avancés en graisse sont vendus en décembre et remplacés par d'autres, mais le plus ordinairement leur alimentation à la pulpe dure environ trois mois ; en agissant ainsi j'engraisse chaque année de 800 à 900 moutons.

Les jeunes moutons que j'achète en mars et en avril me coûtent ordinairement 1 franc le kilog., poids brut ; en un an ils gagnent en moyenne 15 à 20 kilog. de poids vif. Les moutons gras pèsent en moyenne de 50 à 55 kilog. poids brut.

Animaux gras livrés à la vente. — De 1862 à 1878, j'ai engraissé sur la ferme de Montigny 364 bœufs et vaches et 18,237 moutons. Ces animaux avaient un poids total de 1,189,300 kilog. et une valeur de 1,030,689 francs.

En 1875 et 1876, je n'ai pas engraissé autant de bœufs et de moutons que de coutume, parce que la paille valant 50 francs les 100 bottes sur les marchés, j'ai préféré la vendre que l'utiliser comme litière sous des animaux à l'engrais.

L'écart entre l'achat et la vente de 1852 à 1878 a varié par tête comme il suit :

	MINIMUM.	MAXIMUM.	MOYENNE.
	fr. c.	fr. c.	fr. c.
Bœuf et vaches...	7 »	258 »	112 50
Moutons.........	7 45	15 30	11 80

Le prix moyen de vente a été par tête de 629 francs pour les bœufs, de 400 francs pour les vaches et de 44 francs pour les moutons.

Vaches. — L'exploitation ne possède que deux vaches laitières pour les besoins de la maison.

Porcs. — Le ménage de la ferme consomme annuellement 3 porcs donnant en moyenne 125 kilog. de viande nette ; ces animaux sont achetés à l'âge de deux mois, nourris et engraissés avec les déchets de la cuisine, des petites pommes de terre cuites et du petit blé non marchand réduit en farine à l'aide du moulin américain que possède l'exploitation.

Volailles. — La basse-cour renferme chaque année, en moyenne, 250 poules et coqs, 20 canards et 12 oies ; les poules appartiennent à la race de Houdan croisée avec la race normande ; ces poules croisées produisent plus d'œufs que les races pures.

Tous les ans on élève en moyenne 200 poulets et environ 50 lapins ; les uns et les autres sont consommés sur l'exploitation. Chaque année la ferme vend à Versailles de 13,000 à 14,000 œufs au prix moyen de 8 fr. 50 à 9 francs le cent. Les volailles ne consomment que des déchets des greniers à blé et à avoine.

§ 15. — DISTILLERIE DE BETTERAVES.

Au moment où, en 1861, j'ai installé une distillerie de betteraves suivant le système Champonnois, cette usine se composait de 3 macérateurs, de 3 cuves à fermentation, d'une colonne à distiller qui avait 0,55 de diamètre et qui dominait une chaudière à feu nu.

A cette époque le laveur était placé sur le plancher qui portait le coupe-racines, ce qui obligeait à prendre deux fois les betteraves à la main pour les jeter dans la trémie du coupe-racines. Une locomobile de la force de 6 chevaux servait de moteur à la distillerie et à la machine à battre ; à l'aide de tous ces appareils on distillait le jus de 15 à 16 mille kilog. de betteraves par 24 heures.

En 1865, dans le but de rendre le travail plus facile et de diminuer les frais de main-d'œuvre, je fis placer le laveur à la place qu'il occupe actuellement, puis j'installai :

1° Une chaîne en gutta-percha pour monter les betteraves du laveur au coupe-racines ;

2° Un quatrième macérateur et une quatrième cuve à fermentation ;

3° Une citerne à jus faible pour égoutter plus rapidement les macérateurs épuisés.

Ces dispositions nouvelles me permirent de traiter 20,000 kilog. de racines par 24 heures.

En 1869, ayant reconnu que ma locomobile était trop faible pour mettre en mouvement, en même temps, et les appareils de la distillerie et la machine à battre, que la distillation à feu nu n'avait pas toujours une marche régulière, qu'elle consommait beaucoup de charbon et que les chaudières étaient souvent brûlées, je fis remplacer le cylindre de ma locomobile par un d'un plus grand diamètre et installer un générateur de la force de 25 chevaux pour alimenter de vapeur la locomobile et la colonne à distiller. A cette époque, divers agriculteurs se servaient déjà, pour distiller, de l'échappement de leur machine ; mais comme à chaque instant la force et la quantité de vapeur fournie par la machine varient dans des proportions considérables, la chaleur introduite irrégulièrement dans la colonne avait pour effet de ne pas épuiser complètement les vins de leur partie alcoolique.

Pour obvier à cet inconvénient, je fis installer sous la colonne à distiller une petite chaudière en tôle dans laquelle était placé un gros serpentin en cuivre qui était en communication avec le générateur ; la vapeur, en passant dans le serpentin, cédait sa chaleur à la vinasse contenue dans la chaudière, se condensait et retournait à l'état d'eau dans le générateur.

Ce mode de chauffage était très sensible, très régulier et avait en outre pour avantage d'alimenter d'eau distillée mon générateur ; malheureusement les acides organiques de la betterave rongeaient le serpentin avec une très grande rapidité. Nonobstant, j'ai conservé ce système jusqu'en 1874.

Enfin, la même année 1869, j'ai remplacé ma colonne de 0,55 qui était presque usée et insuffisante pour mon travail, par une autre de 0,70 de diamètre.

En 1871, dans le but d'éviter des pertes de pulpe et de supprimer le cheval qui servait à leur enlèvement, je fis installer le petit chemin de fer dont j'ai parlé précédemment. En outre, j'achetai des réservoirs en tôle d'une contenance de 250 hectolitres, afin de pouvoir emmagasiner et conserver temporairement mes flegmes lorsque le mauvais état des chemins rendrait les transports difficiles en hiver.

Jusqu'en 1873, la pulpe excédant les besoins journaliers était déposée sur le sol et recouverte de terre ; ce mode de conservation présentait de nombreux inconvénients : la pulpe s'altérait facilement sous l'influence de la température atmosphérique et la vinasse qui en provenait me causait des ennuis avec mes voisins ; 'pour remédier à ces inconvénients, je fis construire le silo dont j'ai donné une description sommaire en parlant des bâtiments d'exploitation.

En 1874, M. Nercan, ingénieur, ayant inventé un régulateur de vapeur annulant complètement les inconvénients qui se présentent dans la distillation avec échappement direct, je fis le premier l'application de cet appareil : je me félicite chaque jour de l'avoir adopté ; ce régulateur rend la distillation tellement régulière que si on fait arriver le vin dans la colonne en quantité toujours égale à l'aide d'un robinet flotteur, la distillation peut se faire seule sans le concours d'un homme spécial.

La récolte ayant été la même année très abondante, j'ai été forcé d'installer un cinquième macérateur pour accélérer ma distillation.

En 1875, la locomobile étant devenue trop faible pour mettre en mouvement, en même temps, les deux machines à battre, les nettoyages dans les greniers, le hache-paille et le moulin, je lui ai substitué une *machine fixe de Farcot* de la force de 12 chevaux.

Cette machine me fournit toute la force dont je puis avoir besoin.

La production des betteraves s'accroit chaque année ; mais l'exiguité des bâtiments ne me permettant pas d'augmenter le nombre de mes cuves, j'ai dû, afin de pouvoir traiter 25,000 kilogr. de racines par 24 heures, employer pour les fermentations le *système des cuves-mères*. Ce système a pour avantage de donner des fermentations plus complètes et plus rapidement terminées ; les jus sortant des macérateurs avec une température trop élevée, passent dans un refroidisseur pour perdre une partie de leur chaleur avant d'arriver dans les cuves à fermentation.

En 1875, après bien des essais, j'étais parvenu à construire une presse continue qui enlevait à la pulpe une partie notable de son eau mais après avoir lutté pendant trois années contre le mauvais vouloir des ouvriers, qui, pour éviter le petit surcroît de besogne que leur donnait cette presse, faisaient déchirer la surface filtrante en y jetant des obstacles en fer, j'ai dû, à mon grand regret, abandonner cet appareil qui donnait de bons résultats et m'avait occasionné des dépenses assez importantes.

J'avais aussi fait construire, d'après l'avis d'hommes compétents, un four système Porion qui devait, avec les chaleurs perdues de mon générateur, évaporer les vinasses et laisser un engrais d'une grande puissance fertilisante; mais la chaleur perdue du générateur n'ayant pas été suffisante pour évaporer tout le liquide dont j'avais à me débarrasser, j'ai dû faire démolir ce four pour éviter de payer le droit de brevet que sa conservation m'imposait.

En 1877, la mare de la ferme qui alimente la distillerie ayant été épuisée par suite de la sècheresse, j'ai été obligé de construire près de mon laveur un réservoir en ciment, dans lequel arrive l'excédant de vinasse ; ce liquide est utilisé pour le lavage des betteraves. Par ce moyen, j'économise l'eau qui est rare à Montigny, et pendant les grands froids, j'empêche le laveur et le monte-betteraves de geler.

Enfin, en 1879, désirant simplifier autant que possible la main-d'œuvre et obtenir un travail meilleur, j'ai fait installer un distributeur de cossettes système Minguet. A l'aide de cet appareil, l'emplissage des macérateurs est fait plus régulièrement et j'obtiens une meilleure macération, parce que l'acidulation des cossettes se fait uniformément à mesure qu'elles sont produites par le coupe-racines.

Ma colonne de 0,70 de diamètre étant complètement usée, je me propose de la remplacer en 1880 par une autre ayant 0,80.

La dépense de combustible de la distillerie telle qu'elle est installée aujourd'hui, y compris celle nécessaire pour mettre en mouvement, pendant le jour, l'outillage de la ferme, est de 2 kilogr. 400 de charbon par hectolitre de jus, ou de 50 kilogr. pour 1,000 kilogr. de betteraves.

La dépense de main-d'œuvre et de charbon, y compris l'amortissement et l'intérêt du capital, est de 116 fr. par jour, ou 4 fr. 42 pour mille kilogr. de betteraves.

Voici quelle a été à Montigny la production de l'alcool de 1861 à 1878.

ANNÉES.	ALCOOL à 100 degrés	PRIX MOYEN.	TOTAUX.	RECETTES par hectare.	RENDEMENT D'ALCOOL moyen par hectare.
	hect.	fr.	fr.	fr.	hect.
1861	577	57 95	33.437	1.013 »	17.48
1862	1.172	49 90	55.550	1.062 50	21.64
1863	600	61 45	36.875	723 »	11.76
1864	975	45 87	44.722	701 »	15.50
1865	1.301.73	32 41	42.201	844 »	26
1866	828.43	49 14	40.693	991 »	20.19
1867	919.59	54 30	49.909	968 57	18.20
1868	1.012	63 90	64.742	1.203 62	18.60
1869	1.002.85	51 60	51.703	847 60	16.44
1870	938	74 83	69.312	1.226 »	16.60
1871	1.144.46	46 09	52.734	976 40	21.19
1872	1.352.73	46 30	62.601	1.113 90	24.07
1873	1.092.73	60 82	66.418	1.041 40	17.15
1874	2.071.74	47 37	98.151	1.354 »	28.57
1875	1.828.39	35 43	64.768	896 45	25.30
1876	840.57	56 94	47.831	673 67	11.80 Vers bl. et sèch.
1877	1.840.29	50 08	92.147	1.280 »	25.55
1878	1.267	52 56	66.971	991 »	18.63 Grêle.
Totaux	20704		1.040.766	17.907 51	

Ainsi de 1861 à 1878 le nombre d'hectolitres d'alcool livrés à la vente s'est élevé à *20,704* et la recette totale à *1,040,766 fr.;* le prix moyen de l'alcool n'a pas dépassé 52 fr. l'hectolitre; le rendement moyen de l'alcool à l'hectare a été de *20 hectolitres* pendant ces 18 années, et la recette moyenne par hectare a été de *995 fr.* pendant cette même période. La moyenne de la récolte de 1879 a été de *18 hectolitres 35 litres* d'alcool à l'hectare et la recette de *1,135 fr.* par hectare.

§ 16. — ARBRES A CIDRE.

La ferme de Montigny possède un certain nombre de pommiers et poiriers à cidre.

Chaque année je fais bêcher la terre qui entoure ces arbres, enlever le bois mort et les gourmands, et procéder à l'échenillage.

La réussite des plantations remplaçant les arbres morts est de plus en plus difficile; les jeunes arbres que l'on plante sont souvent altérés par le passage trop fréquent des attelages; en outre leurs racines sont soulevées par les labours profonds. Malgré cela, il reste encore sur l'exploitation assez d'arbres pour me donner, sauf de rares exceptions, assez de fruits pour fabriquer le cidre qui est nécessaire à mon nombreux personnel.

Annuellement, je fais, en moyenne, 160 pièces de cidre ; les pommes et les poires, après avoir été soumises à l'action d'une râpe mise en mouvement par la machine à vapeur, sont jetées dans de petites cuves contenant de l'eau ; au bout de 36 heures de fermentation, on les presse et on enfûte le cidre dans les barriques.

En moyenne, il me faut 2 hectolitres de fruit pour obtenir une pièce de cidre de 225 litres ; j'ai installé près du pressoir une conduite d'eau venant du réservoir de la distillerie ; cette dérivation simplifie considérablement les opérations et économise la main-d'œuvre ; je paie 0,60 par pièce aux hommes qui sont chargés de faire le cidre.

§ 17. — COMPTABILITÉ.

La comptabilité de la ferme de Montigny est tenue très régulièrement depuis 1861.

Les registres qui la composent sont les suivants :

1° Le livre *Caisse-Journal*;

2° Le livre des *Entrées*, des *Sorties* et des *Livraisons*;

3° Le *Grand-Livre*;

4° Le *Livre des inventaires*;

Ces divers registres ont pour complément la *Feuille de semaine* sur laquelle le chef de culture inscrit journellement les travaux exécutés par les tâcherons et les journaliers, l'entrée et la sortie des marchandises et la consommation du bétail.

Ce sont ces divers registres qui m'ont permis de faire connaître dans ce mémoire les résultats culturaux constatés à Montigny depuis mon entrée en ferme.

§ 18. — RÉSULTATS FINANCIERS.

Les *dépenses totales* de l'exploitation se sont élevées de 1861-1862 à 1878-1879 à 4,216,781 fr., soit par année, pendant ces 18 années :

Au minimum à............................ 210.034 fr.

Au maximum à............................ 269.657

Les *recettes totales* ont atteint, pendant cette période, 4,413,511 fr., soit par année :

Au minimum à............................ 185.568 fr.
Au maximum à......................... 282.452

Les livres de la comptabilité que je mettrai sous les yeux de la Commission constatent :

1° Que les *dépenses par hectare* ont varié suivant les années, de la manière suivante :

Minima { 1868-1869 .... 730 fr.
         1864-1865 753

Maxima { 1865-1866 873
         1874-1875 993

Moyenne des 18 années................... 821 fr.

2° Que les *recettes par hectare* ont présenté les variations ci-après :

Minima { 1867-1868 .... 702 fr.
         1864-1865 786

Maxima { 1872-1873 991
         1874-1875 .... 1.088

Moyenne des 18 années................... 860 fr.

La grêle et les hannetons, ainsi que je l'ai dit précédemment, ont beaucoup abaissé les recettes totales de plusieurs exercices.

A ces résultats généraux, il faut ajouter la plus-value de l'inventaire qui s'élevait au 31 juin dernier à 95,625 fr.

Nota. — Je crois devoir faire observer que toutes les dépenses de mon habitation et de ma famille sont comprises, chaque année, dans les dépenses totales de l'exploitation.

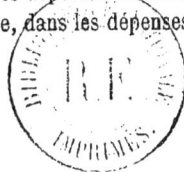

TABLE DES MATIÈRES

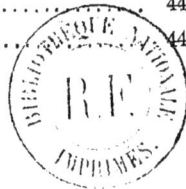

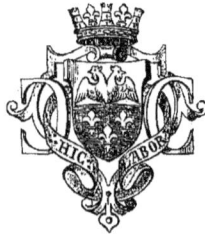

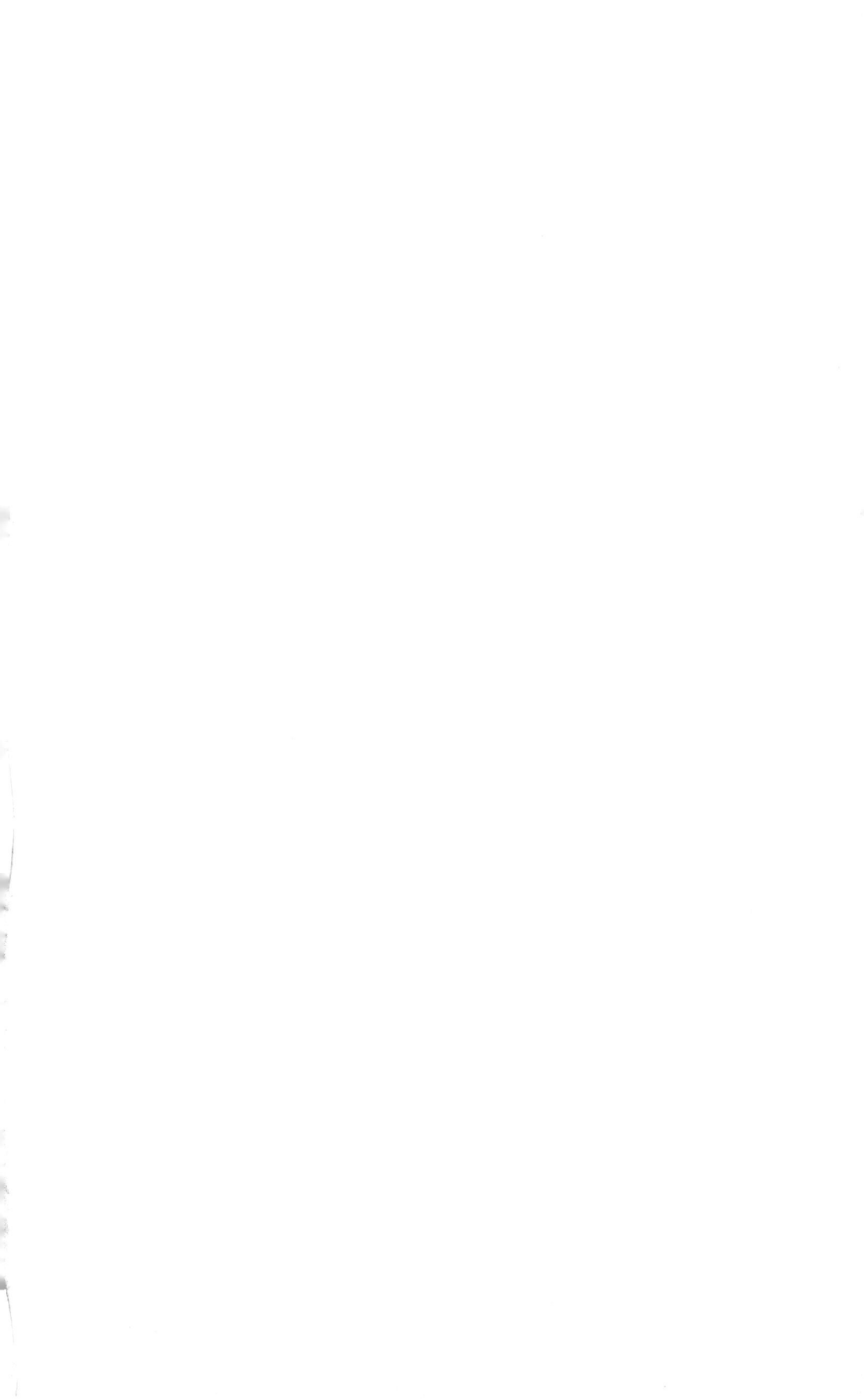

www.ingramcontent.com/pod-product-compliance
Lightning Source LLC
Chambersburg PA
CBHW070913210326

41521CB00010B/2170